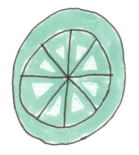
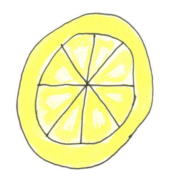

ぼくはレモネードやさん

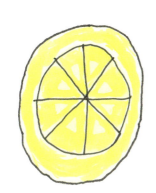
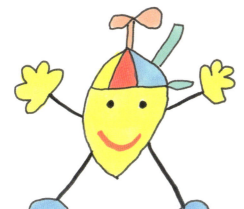
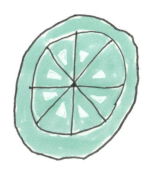

文・絵 えいしま しろう

ぼくは小学3年生のときから、

小児がんという病気を知ってもらいたくて、

レモネードスタンドを開いています。

レモネードを売って、たくさんの募金を集めて、

小児がんを治す薬や治療法ができたら

うれしいなとも思っています。

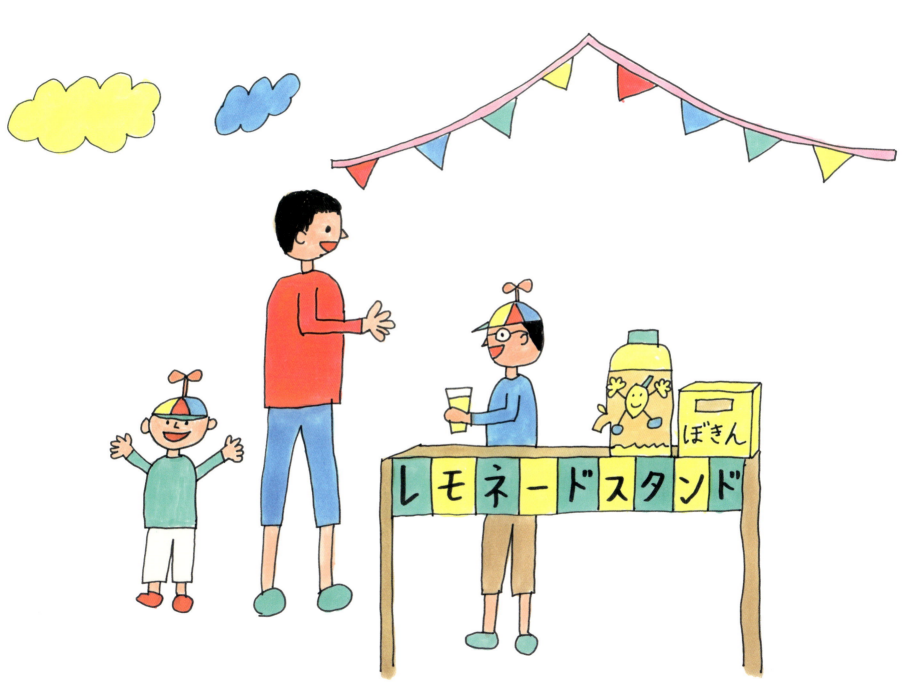

ぼくも3才のころ「小児がん」になりました。

脳腫瘍という頭のなかにできるがんです。

4か月ずっと病院にいて、家に帰れませんでした。

入院したときのことは、

おぼえていることと、

おぼえていないことがあります。

おぼえていることは、

薬で髪の毛がぜんぶ抜けてしまったことです。

とても悲しかったです。

「髪がないのを見るのがイヤだから、鏡は見ないようにしているんだ」

と言っていたそうです。

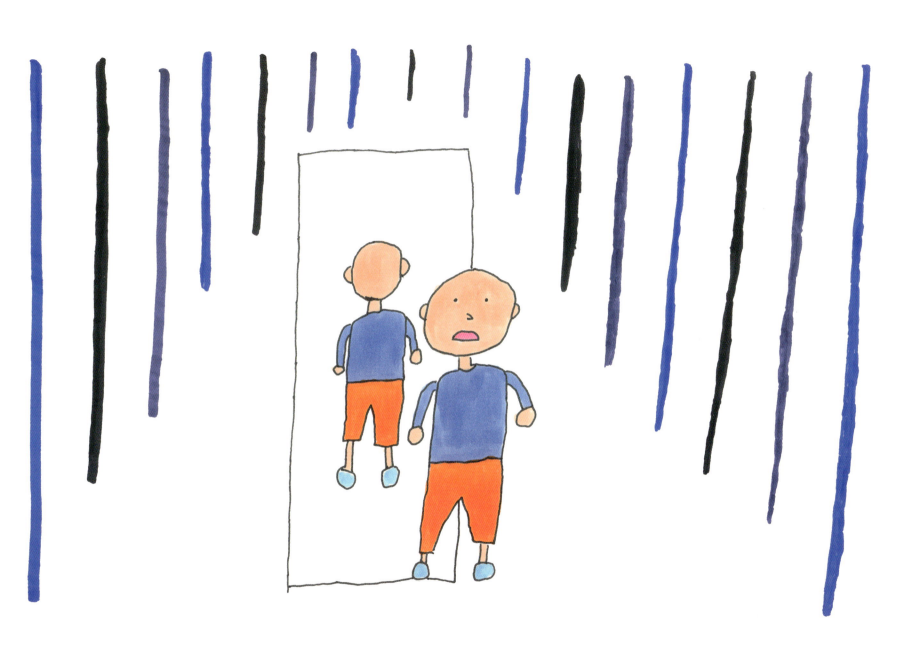

嫌いな注射もがんばりました。

なかなか針が入らなくて、
とても痛かったのをおぼえています。

「何回さすのよー。もう5回目だよ！」
と先生に泣きながら言っていたそうです。

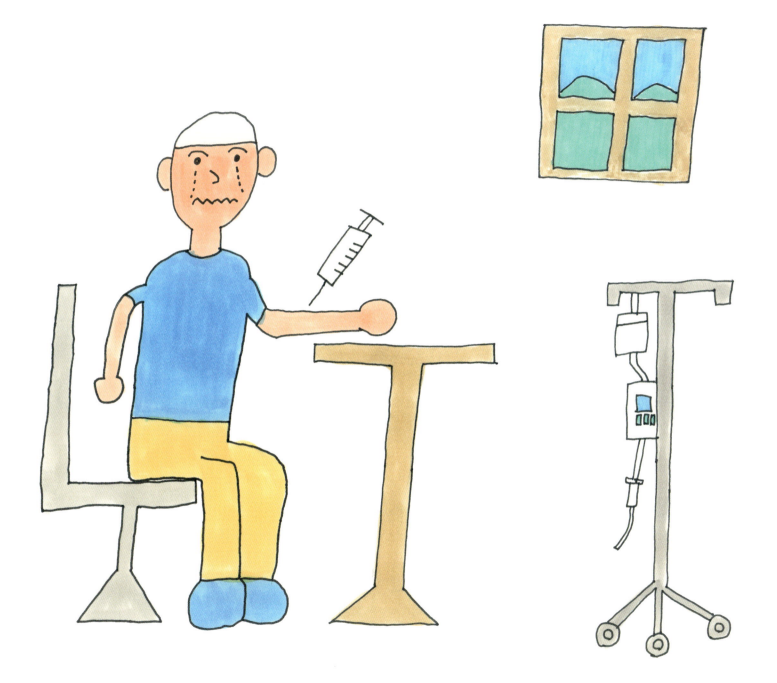

手術のあと、動けなくて、
楽しみにしていた金環日食を
見られなかったのは、とても残念でした。

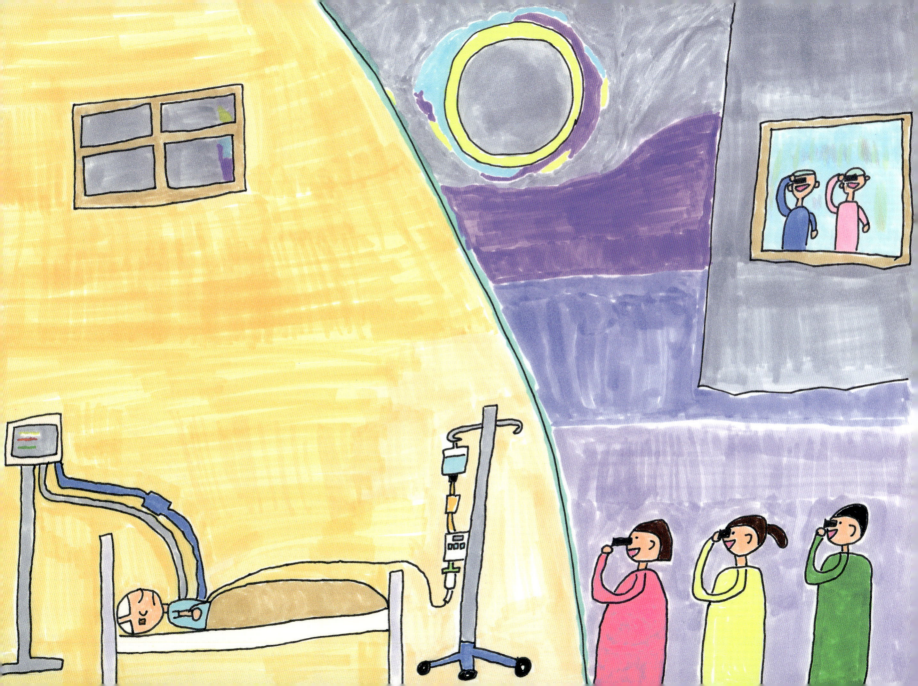

楽しかったことは、よくおぼえています。

ずっと病院にいて、家に帰れなかったけれど、
病院で友だちもできて、
みんなとたくさん遊びました。

病院の廊下で
点滴台をコロコロ押して
歩いて遊んだりしました。

放射線治療に行くのも、
友だちと一緒に行けたので、
お散歩みたいで楽しかったです。

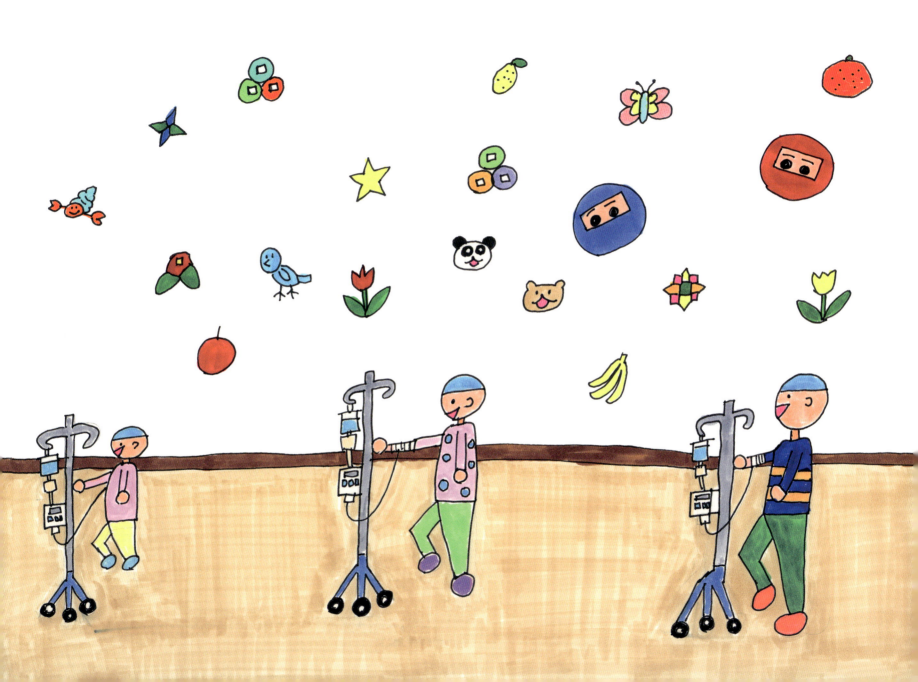

病室を暗くして、
ゴロゴロピカピカなるカミナリを見たのは
とてもおもしろかったです。

ぼくは、カミナリが気に入って、
ずっと見ていました。

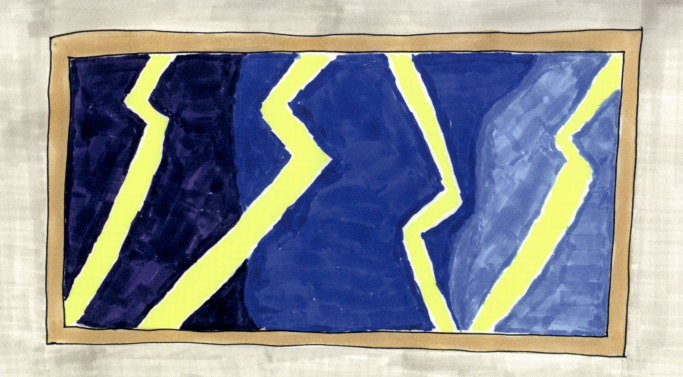
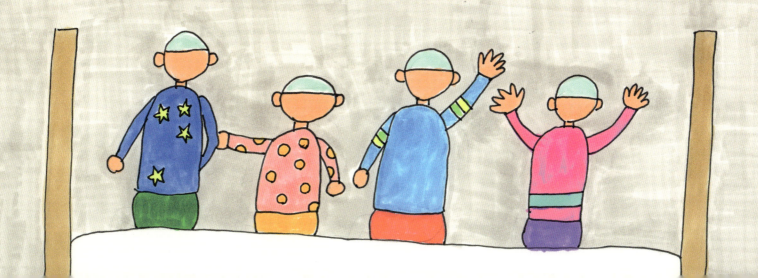

ほかにも、
絵本を読んだり、
ブロックをしたり、
ゲームをしたり、
たくさんの楽しい思い出があります。

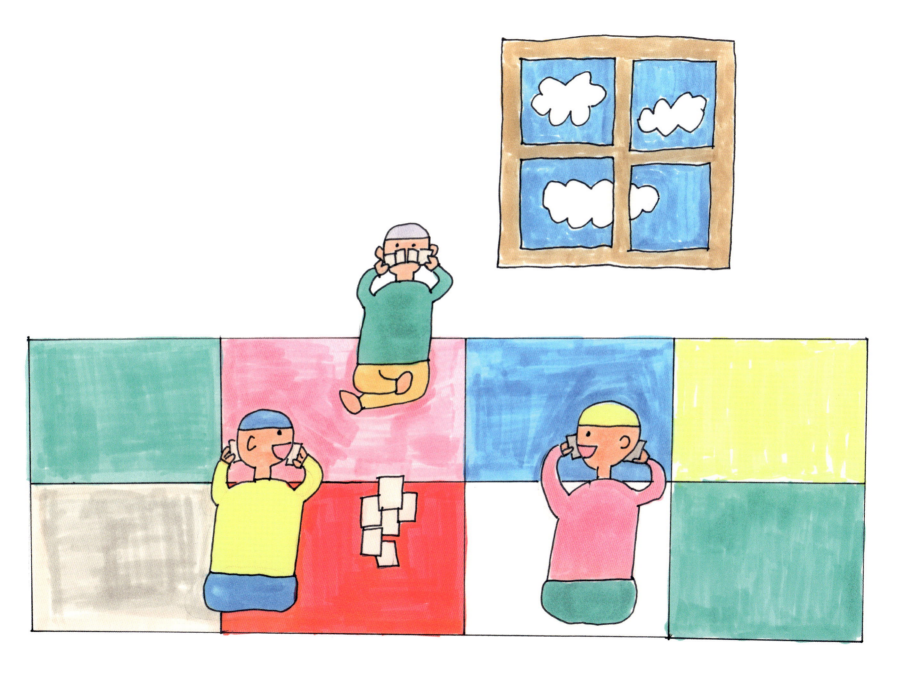

うれしかったことは、
お母さんがずっと一緒にいてくれたことです。

お父さんは、休みの日にかならず会いに来てくれました。
おじいちゃん、おばあちゃんもいっぱい会いに来てくれました。

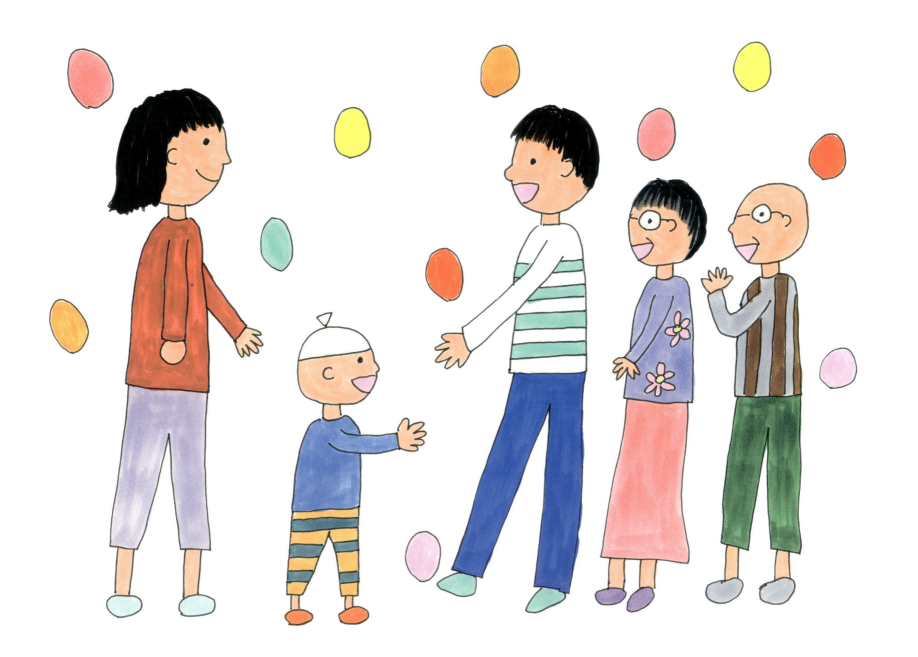

治療が終わって退院しても、
ときどき病院には通っています。

また病気になっていないかを
ＭＲＩという機械に入ったり、
血液を採ったりして調べています。

一生通うのだそうです。

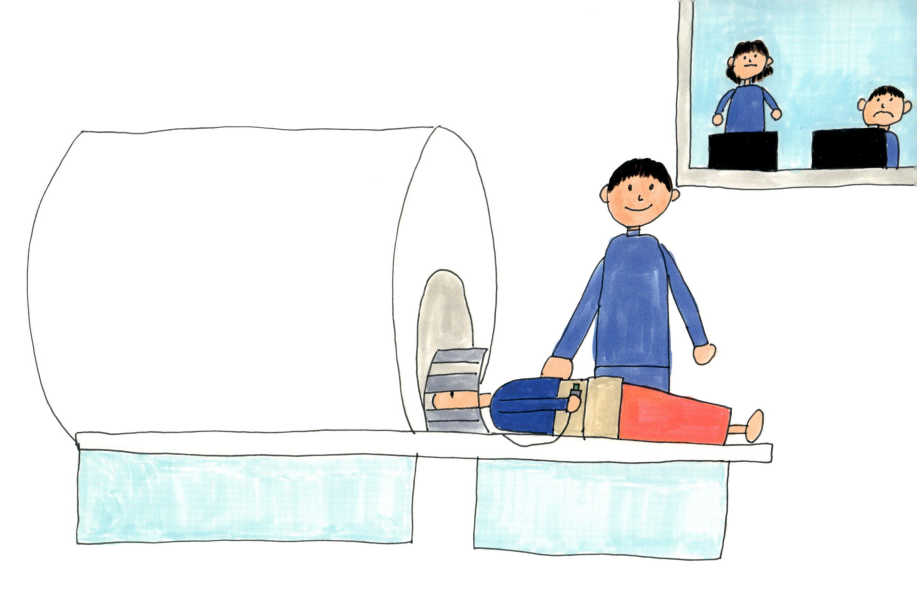

小児がんの治療が原因でなる病気や後遺症もあります。

ぼくは頭に放射線をあてる治療をしたので、
成長ホルモンが出なくなりました。

成長ホルモンは、背を伸ばしたり、元気を出したりしてくれます。

だから、1週間のうち6日、
成長ホルモンの注射を家で打っています。

自分で注射をするので、
ときどき痛かったり、血が出たりします。

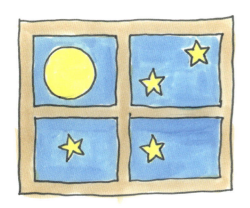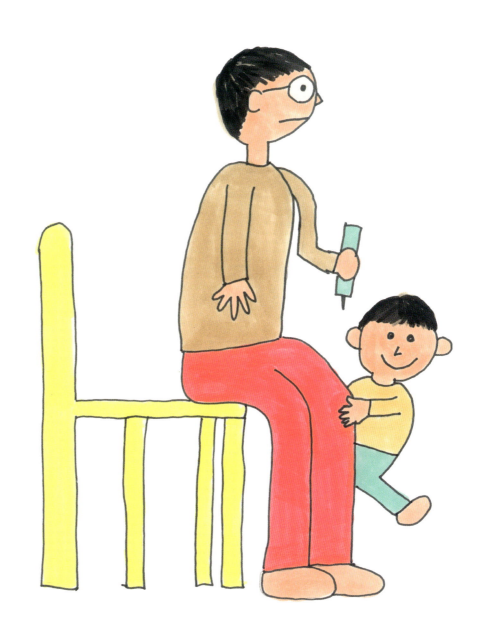

疲れやすいので、よくボーっとしてしまいます。

心配した友だちから「おーい、大丈夫？」と、
肩をトントンとたたかれたり、
目の前で手を振られたりすることもあります。

疲れてきたら、ときどき転ぶこともあります。

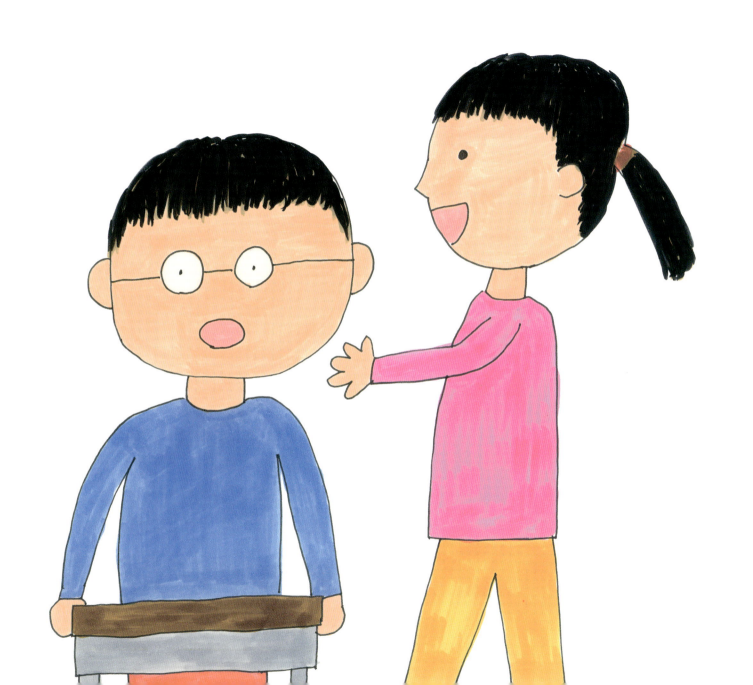

小児がんになったほかの子たちも
困っていることがいろいろあります。

みゆくんは、
両目の左側が見えなくなって、人や木によくぶつかったりします。

斜視にもなったので、
自分はちゃんと見ているのに友だちから、
「どこ見てるの？」と言われて、
イヤな気持ちになったこともあります。

相手の気持ちがわからないことがあるので、
みんなから見たら「不思議なことを言う子だな」
と思われるときもあります。

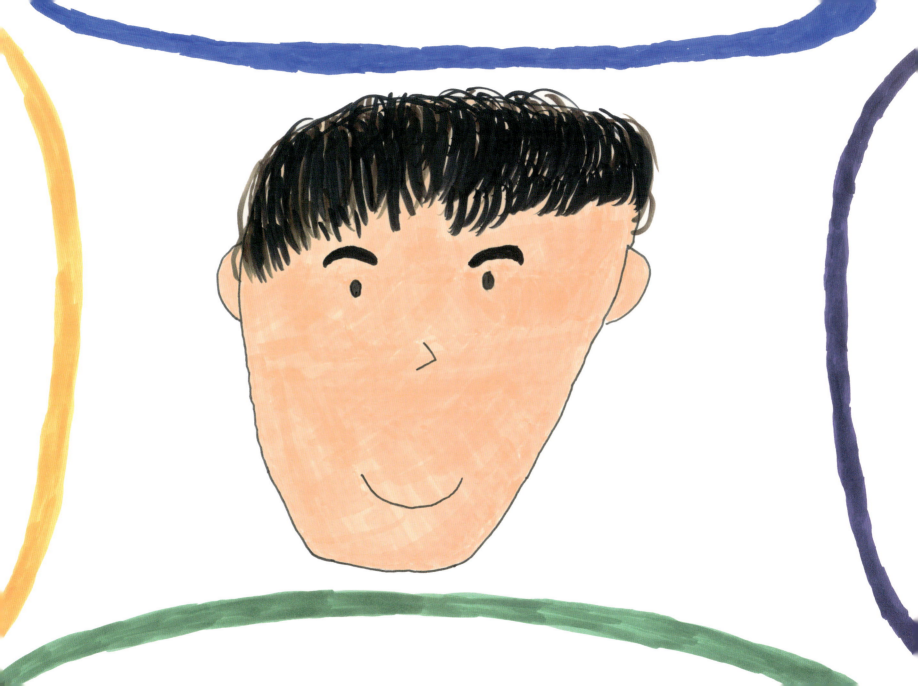

オリバーくんは、

めまいがおきたり、疲れてボーっとしたりすることが多くなって、

あまり友だちと遊ばなくなりました。

走ることが大好きで、もっと走り回りたいのに、走れません。

計算をするのが速かったけど、遅くなってしまいました。

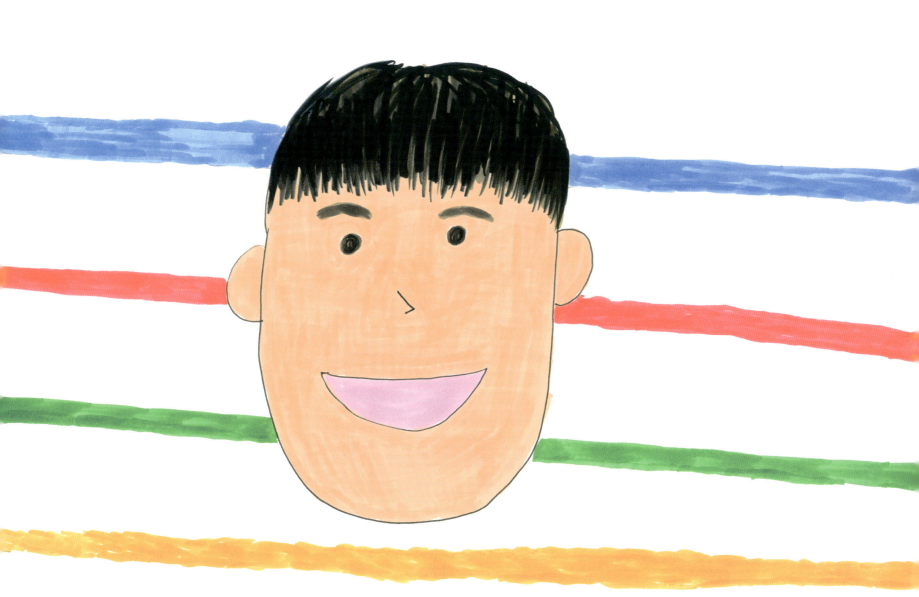

さーちゃんは、
歩いたり話したりするのがゆっくりで、
手がふるえることもあります。

目が揺れて、小さい字が読みにくかったりもします。

ぼくと同じ成長ホルモンの注射も打っています。

みんな退院しても、
まだまだ病気と付き合っていかなければなりません。

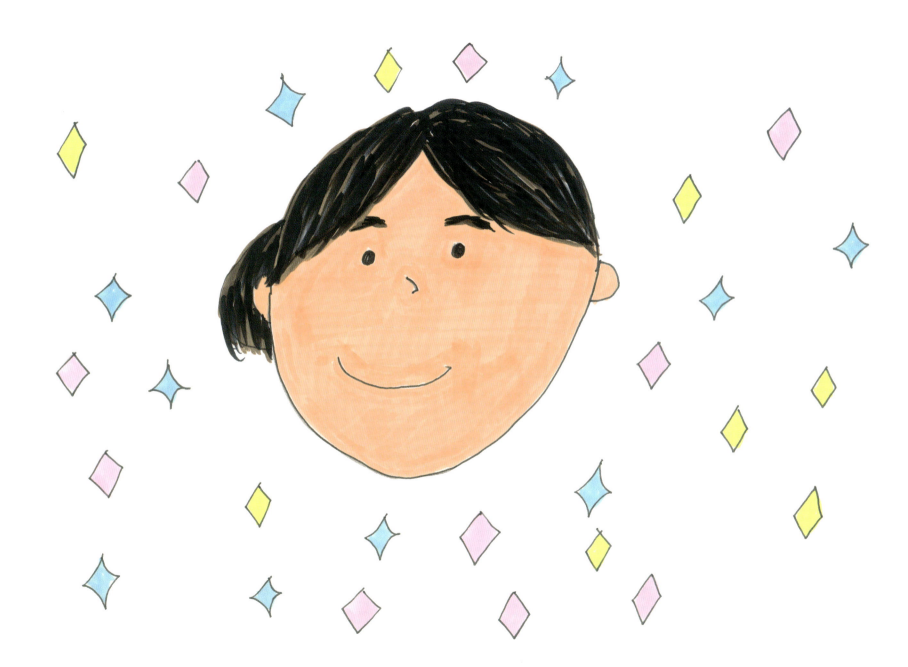

はるきくんは、ものが二重に見えてしまいます。
大好きなピアノや読書をするのも、とても疲れてしまいます。

人と目を合わせて話すのもつらいので、
まわりの友だちや先生には、
「目を合わせて話したいけれど、疲れてしまうから、
目を見ないで話すときもある」
と自分で説明しています。

一日中、のどがとても乾いて、たくさん水を飲み、
たくさんおしっこが出てしまうので、薬を飲んで防いでいます。

いまは、また脳腫瘍が出てきてしまって、
きつい治療を受けています。
不安だけれど、家族で前向きに治療をがんばっています。

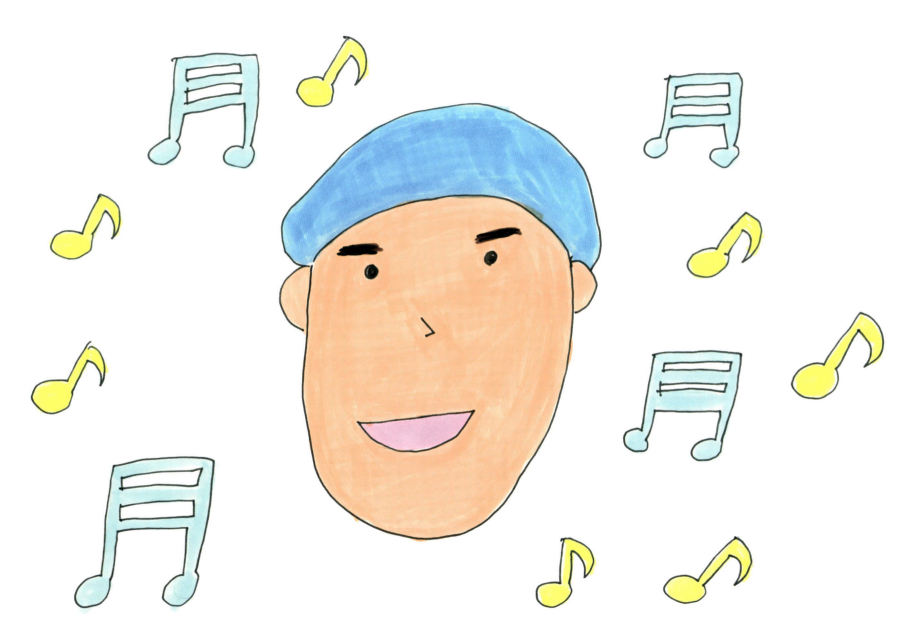

なおちゃんは、お空に行ってしまいました。

なおちゃんのお母さんは、

なおちゃんが目が見えなくなったり、

いろいろなことができなくなったりしていくのを

見ているのがつらかったそうです。

でも、学校に行ったときにクラスの友だちが

「なにか困ることない？」

「わからないことはない？」

と、なおちゃんのことを思ってくれたのがうれしかったそうです。

また、なおちゃんのことばかりになってしまって、

お姉ちゃんのことをあまりかまってあげられなくて、

さみしい思いをさせてしまったそうです。

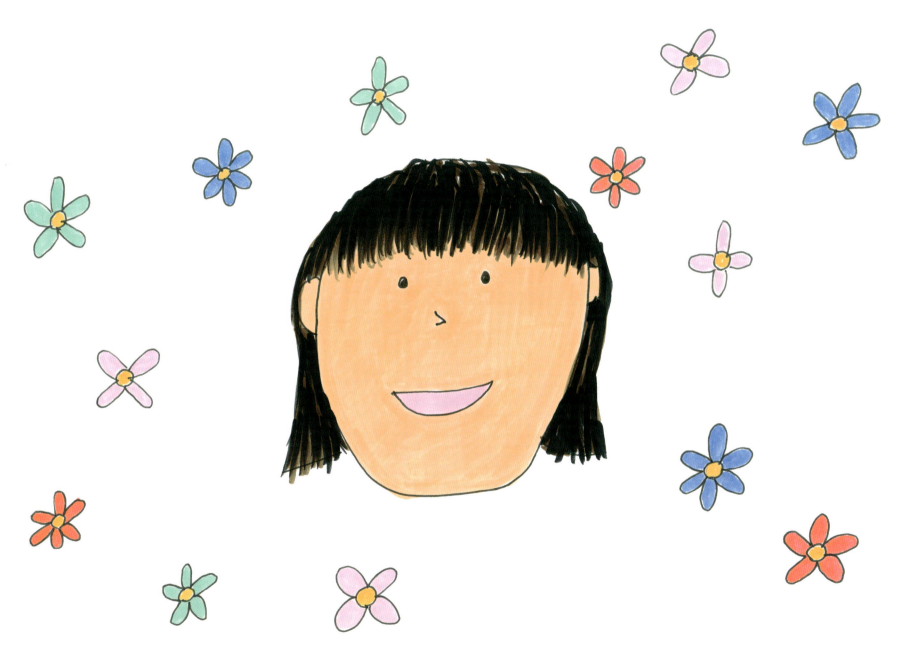

いまでも治療法のない小児がんもあります。

だから、ぼくは、
小児がんのすべてが治るようになったらいいな、
つらいこと、痛いこと、イヤなことがすべてなくなるといいな、
みんなが笑顔で元気になるといいな、
と思いながら、
レモネードスタンドを開いています。

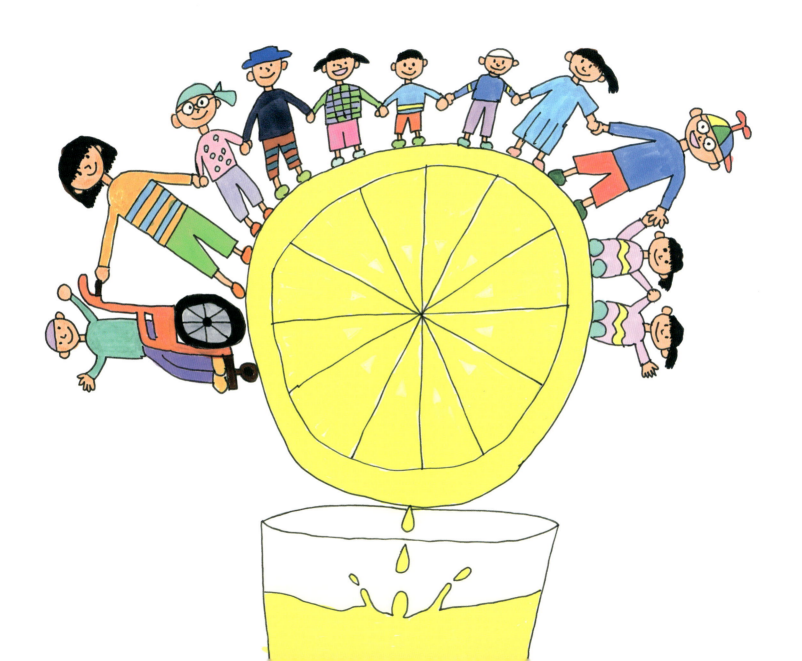

ぼくの目標は３００才まで生きることです。

３００才まで無理なく、ゆる〜く、楽しく、

レモネードスタンドをがんばっていこうと思っています。

みなさんも、小児がんの子どもたちのために、

レモネードスタンドを開いてみてください。

どこかでレモネードスタンドをやっていたら、

飲みに行ってみてください。

ぼくと一緒にレモネードスタンドをやりたいな、

という人がいれば、声をかけてくださいね。

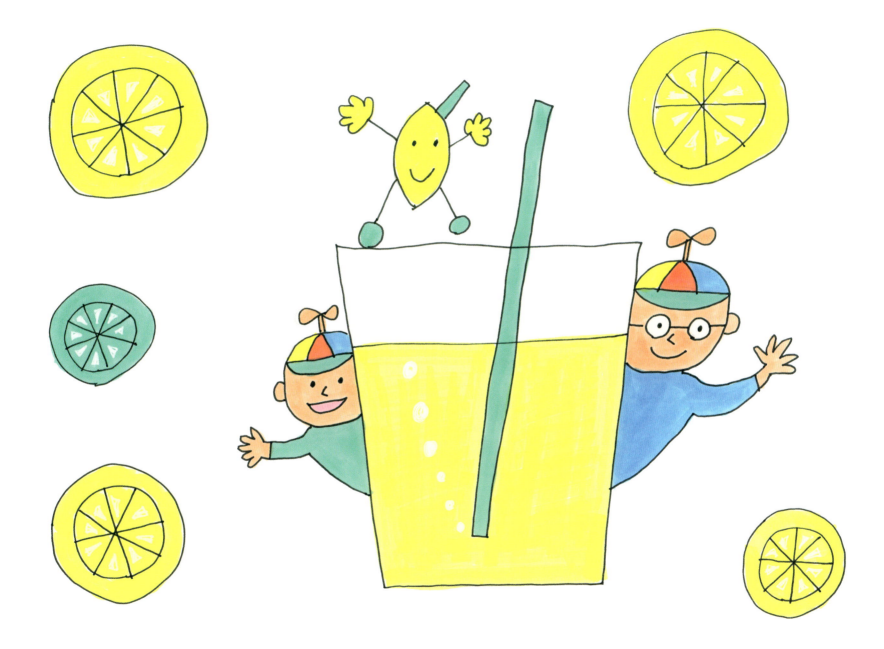

【あとがき】

★小児がんについて

　小児がんは毎年２０００人～２５００人がかかる珍しい病気です。小児がんは子どもがかかる「がん」のことで、白血病や脳腫瘍、神経芽腫など、たくさんの種類があります。絵本の中の子どもたちは同じ脳腫瘍の友だちです。

　治療法のないものもあります。専門の先生も足りません。子どもが病気で亡くなる一番の原因です。ぼくの大切な友だちもお空に行きました。

　小児がんの治療を受けた子どもたちが病院から帰ってきたとき、病気をする前と何か変わってしまっていても、前と変わらず仲良くしてくださいね。

★きょうだい児について

　今、きょうだいが入院しているお友だち（きょうだい児）が周りにいたら、みんなでやさしく見守ってください。お家にいるきょうだい児もさみしい思いをしています。

★レモネードスタンドについて

　小児がんになったアメリカの少女アレックスさんは、「レモネードを売ったお金で病気の子どもたちを助けたい」と自宅の庭にレモネードスタンドを開きました。その話はアメリカで広まり、日本にもレモネードスタンドが伝わりました。

　レモネードはレモンと砂糖を混ぜたすっぱくて甘い飲み物です。

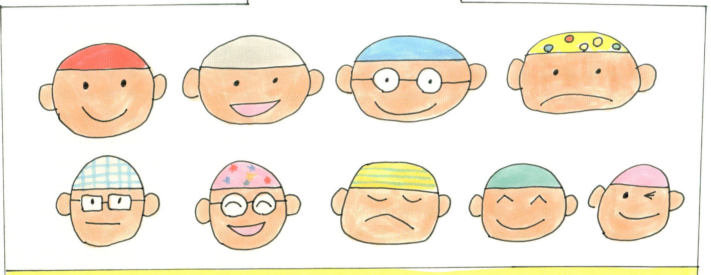

年間2000人〜2500人

★ 榮島四郎（えいしま・しろう）略歴

２００７年、横浜生まれの小学６年生（２０１９年夏現在）。２０１１年、脳腫瘍を発症、１回目の手術を行う。２０１２年、２回目の手術、放射線治療、化学療法を行い退院。２０１６年１２月（当時小学３年生）に初めてレモネードスタンドを地域のお祭りで開催する。その経験をもとに、「みんなのレモネードの会」を家族と立ち上げ、会長となる。「みんなのレモネードの会」は、小児がんについて広く知ってもらう活動や小児がん支援のためのレモネードスタンド、患児やきょうだい児、家族の交流会や部活動などを開催している。

（「みんなのレモネードの会」サイト：https://minnanolemonade.jimdo.com/）

ぼくはレモネードやさん

2019年8月30日　　初版　第1刷発行
2020年2月29日　　　　　第2刷発行

著　　者 ▶ 榮島四郎

発行者 ▶ 秋元麦踏

発行所 ▶ 生活の医療株式会社
　　　　　東京都文京区関口 1-45-15-104　郵便番号 112-0014

印　　刷 ▶ 磯崎印刷株式会社

製　　本 ▶ 株式会社難波製本

装　　幀 ▶ 羽毛田顕吾

乱丁本・落丁本はお取り替えいたします。

ⒸShiro Ēshima　Printed in Japan　ISBN 978-4-9909176-5-4 C3747